I0844521

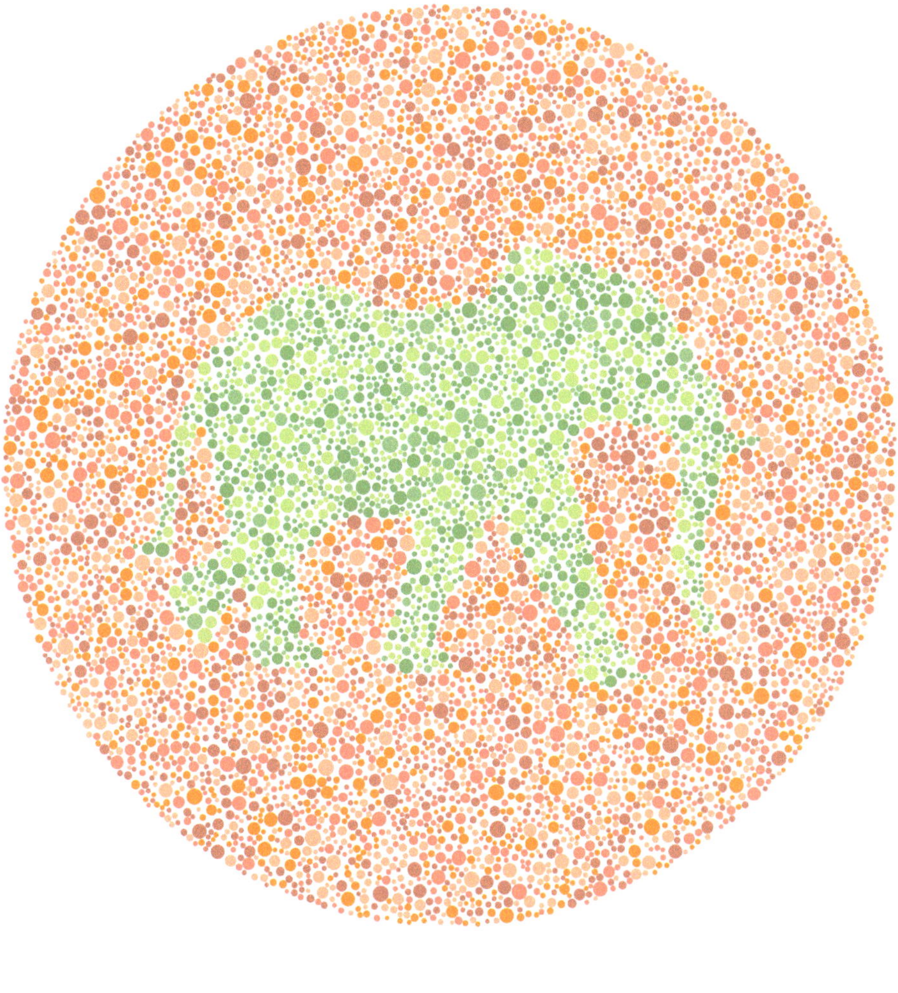

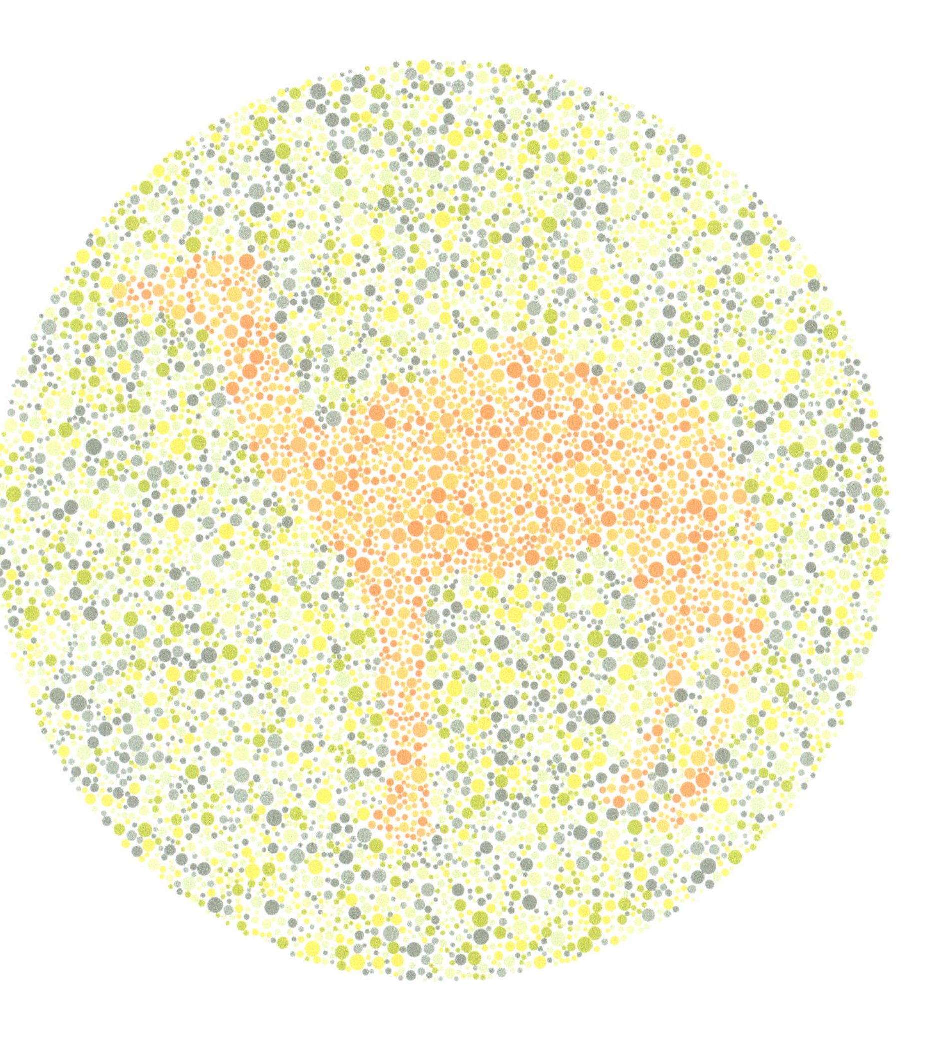

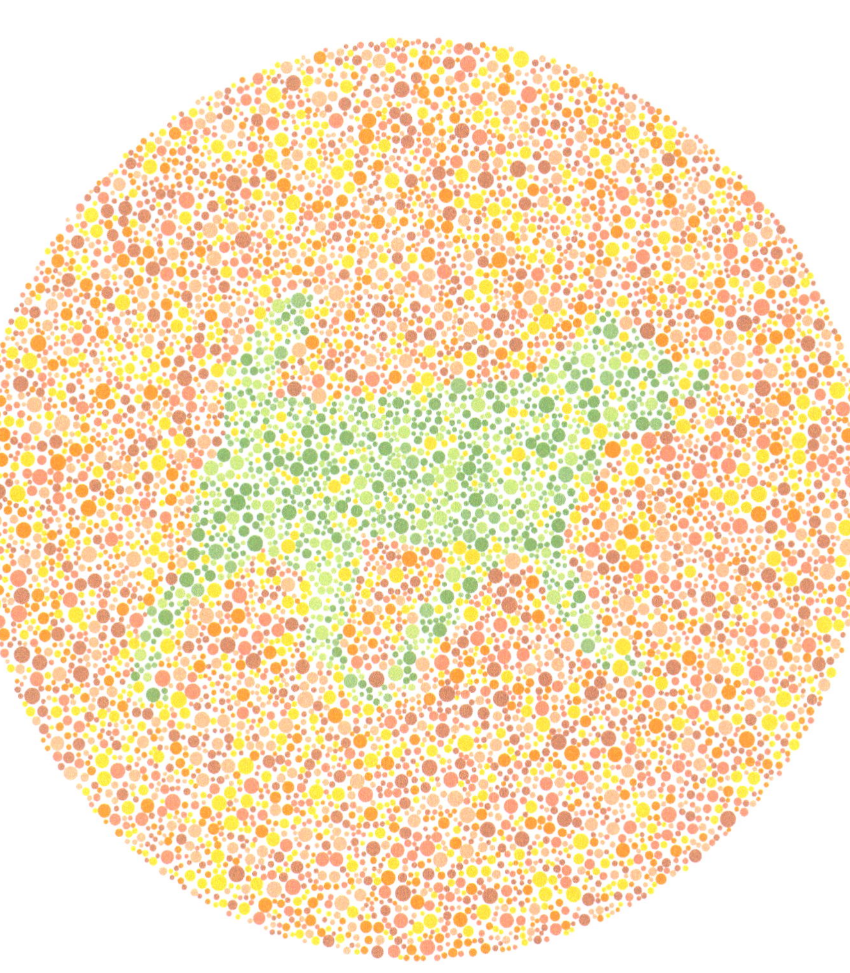

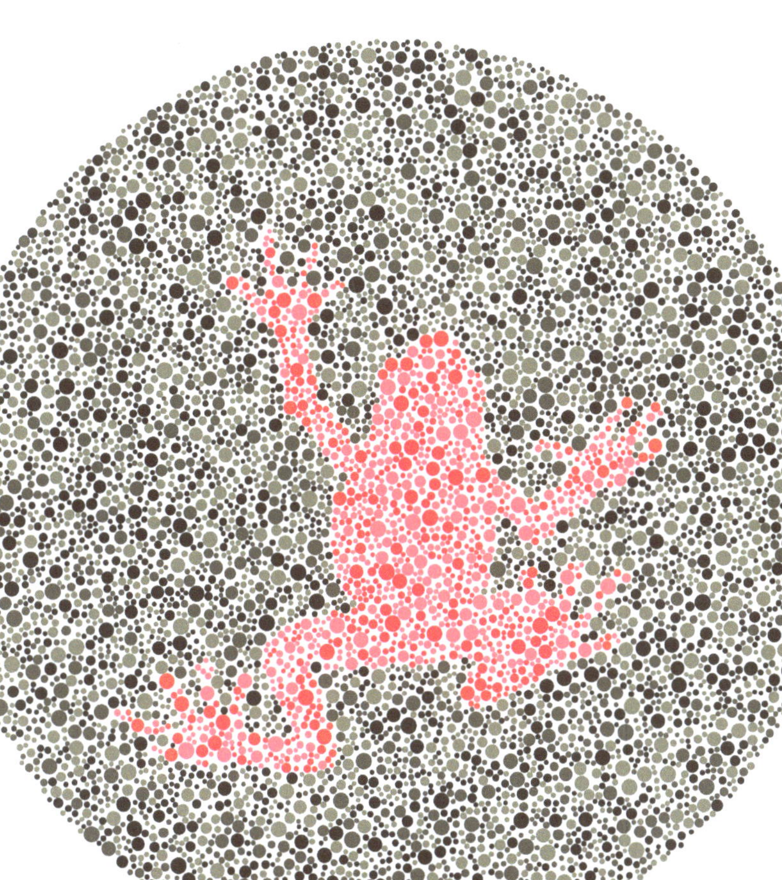

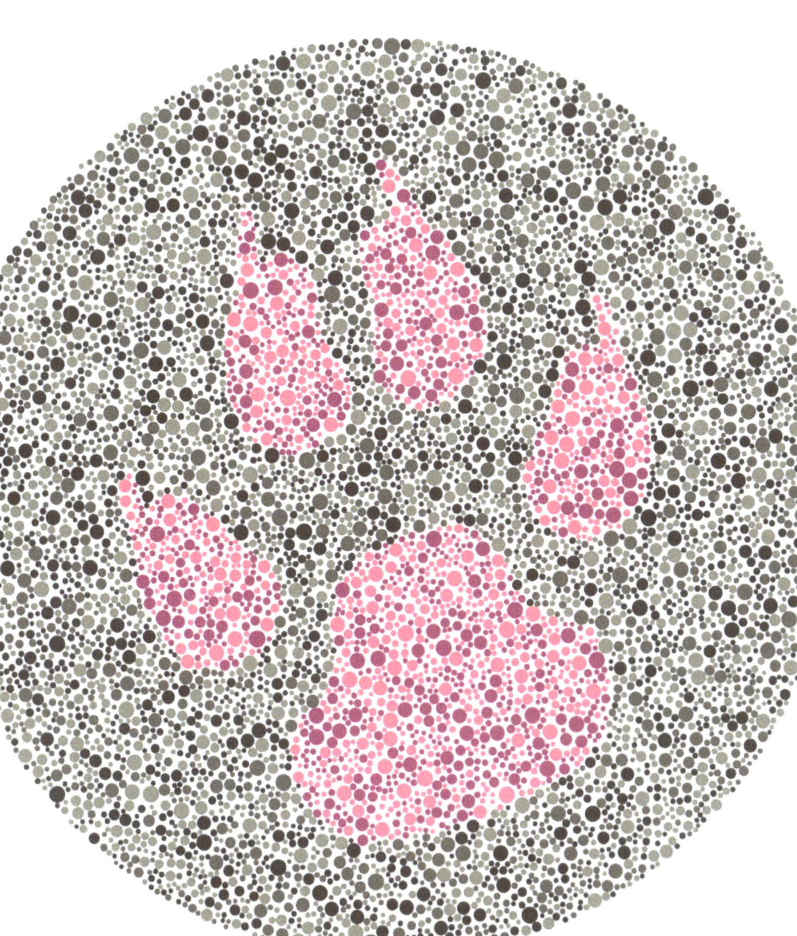

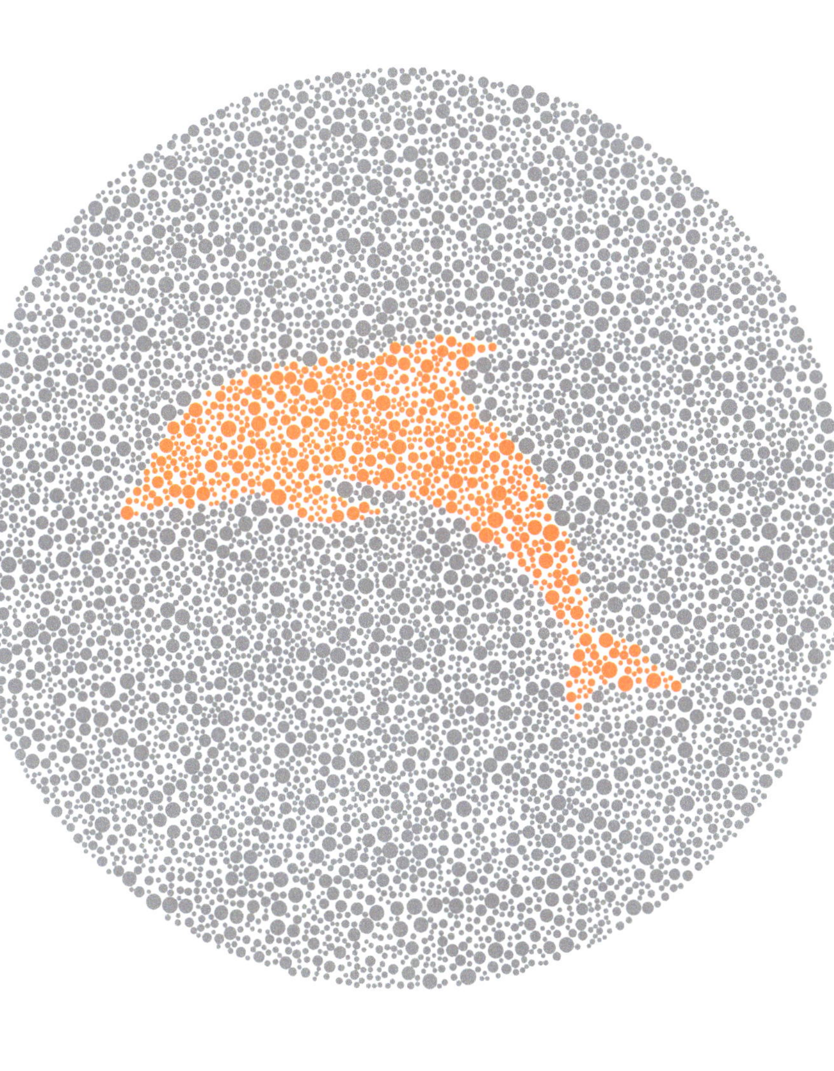

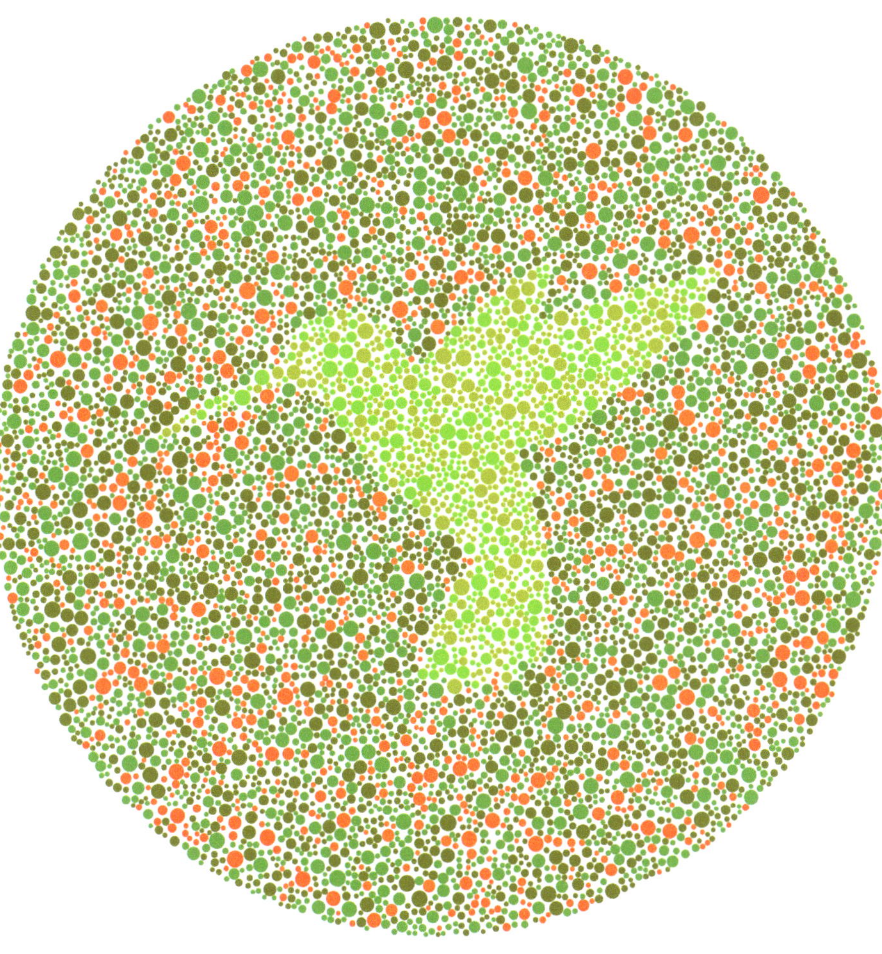

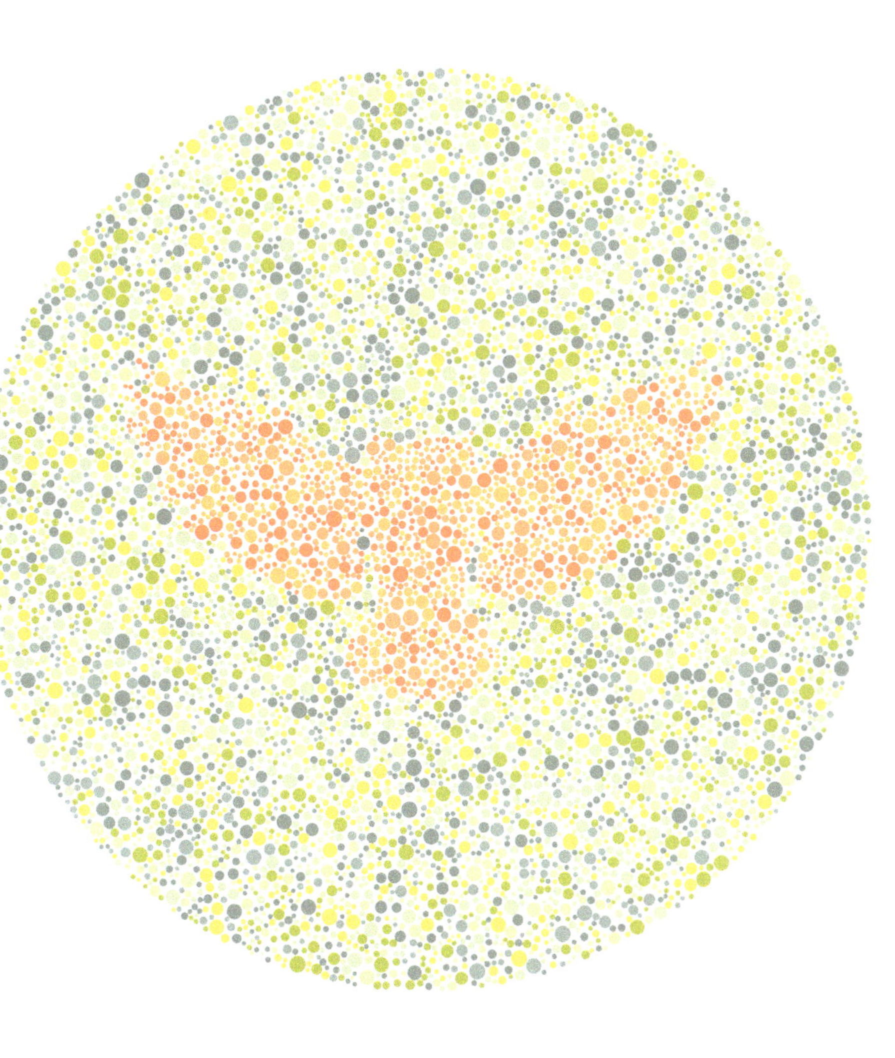

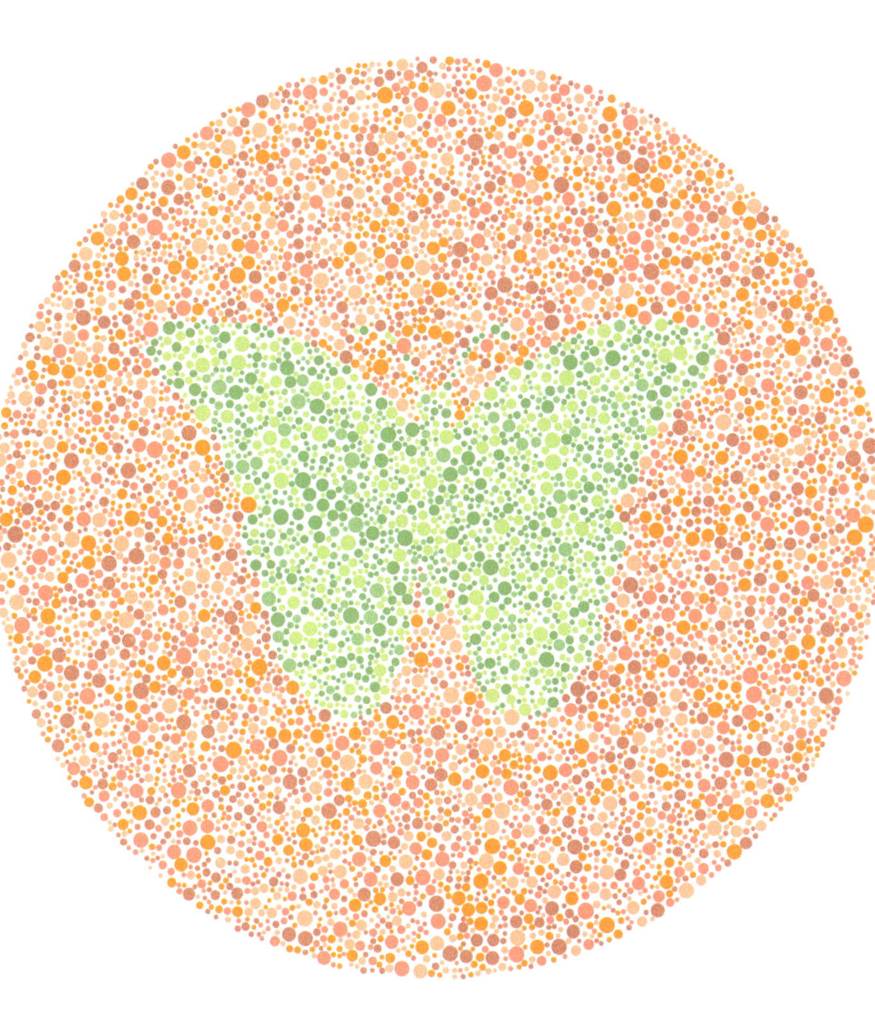

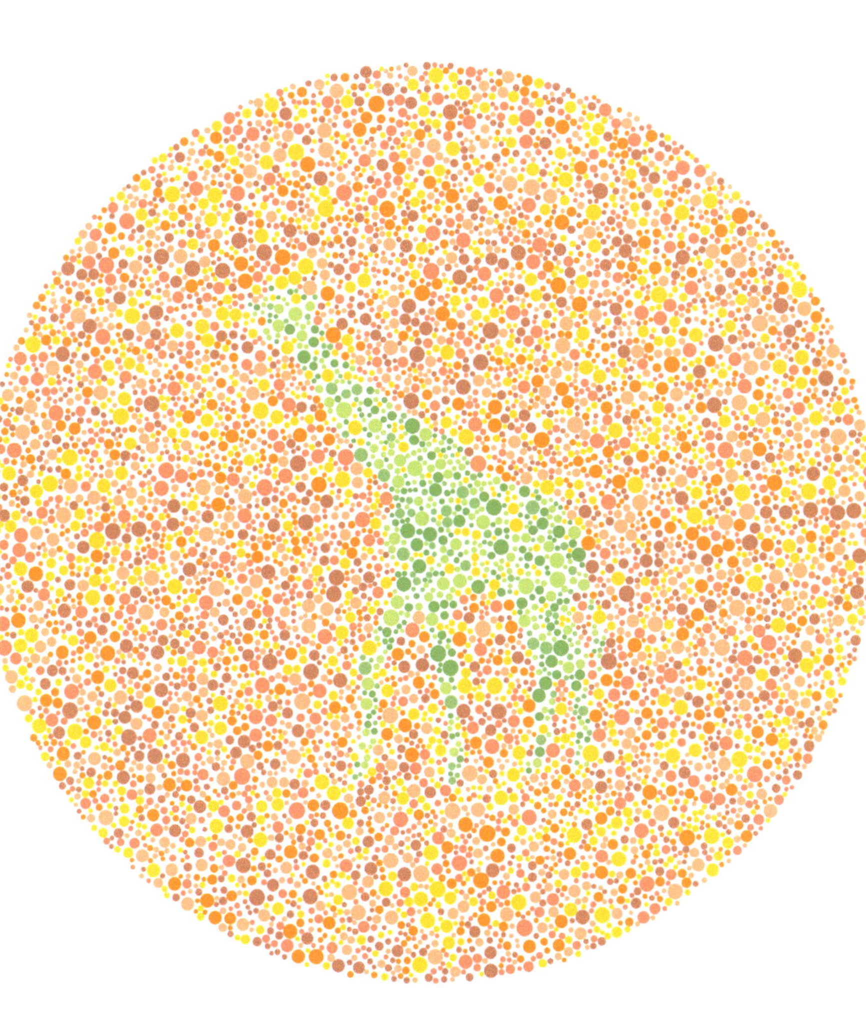

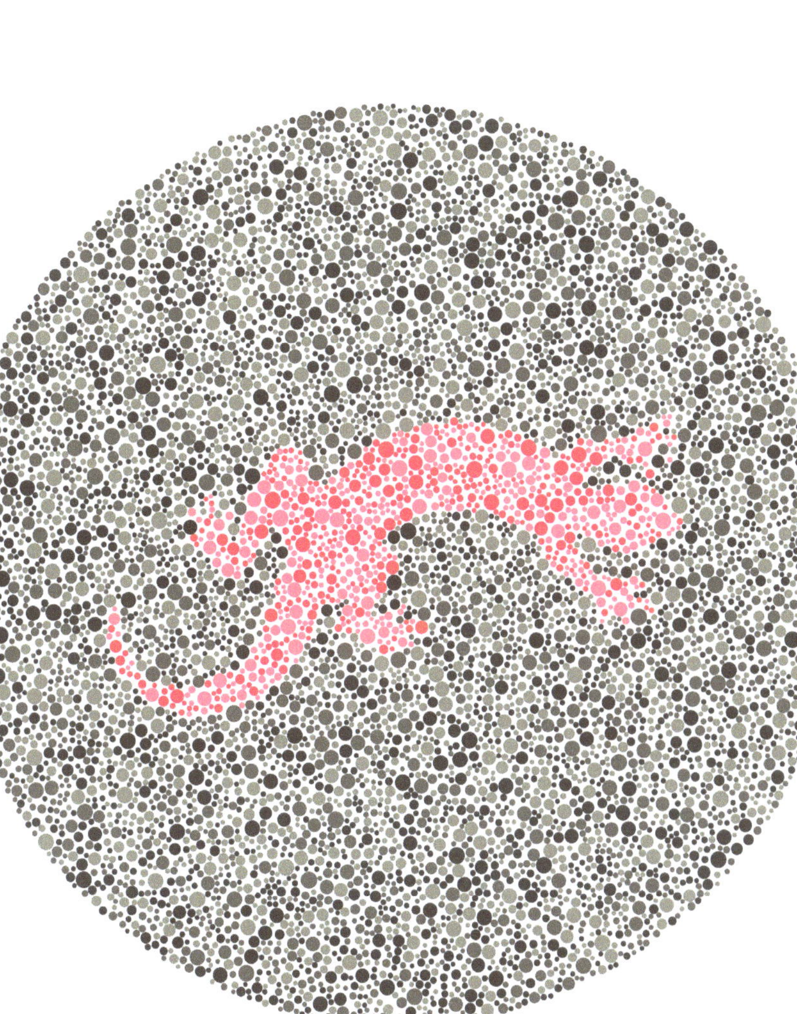

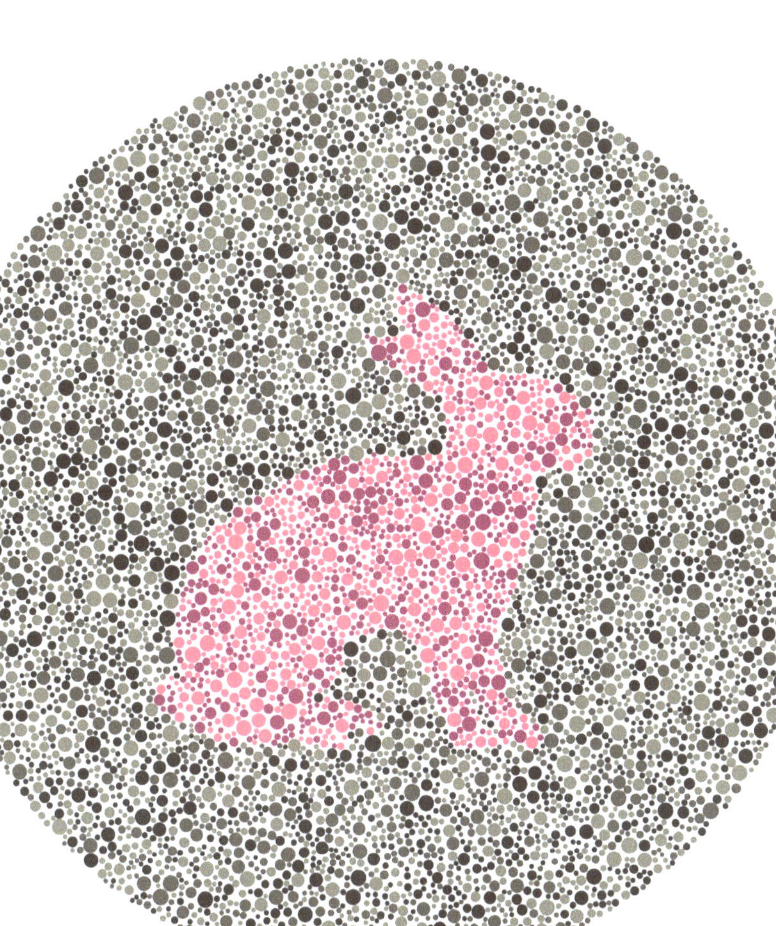

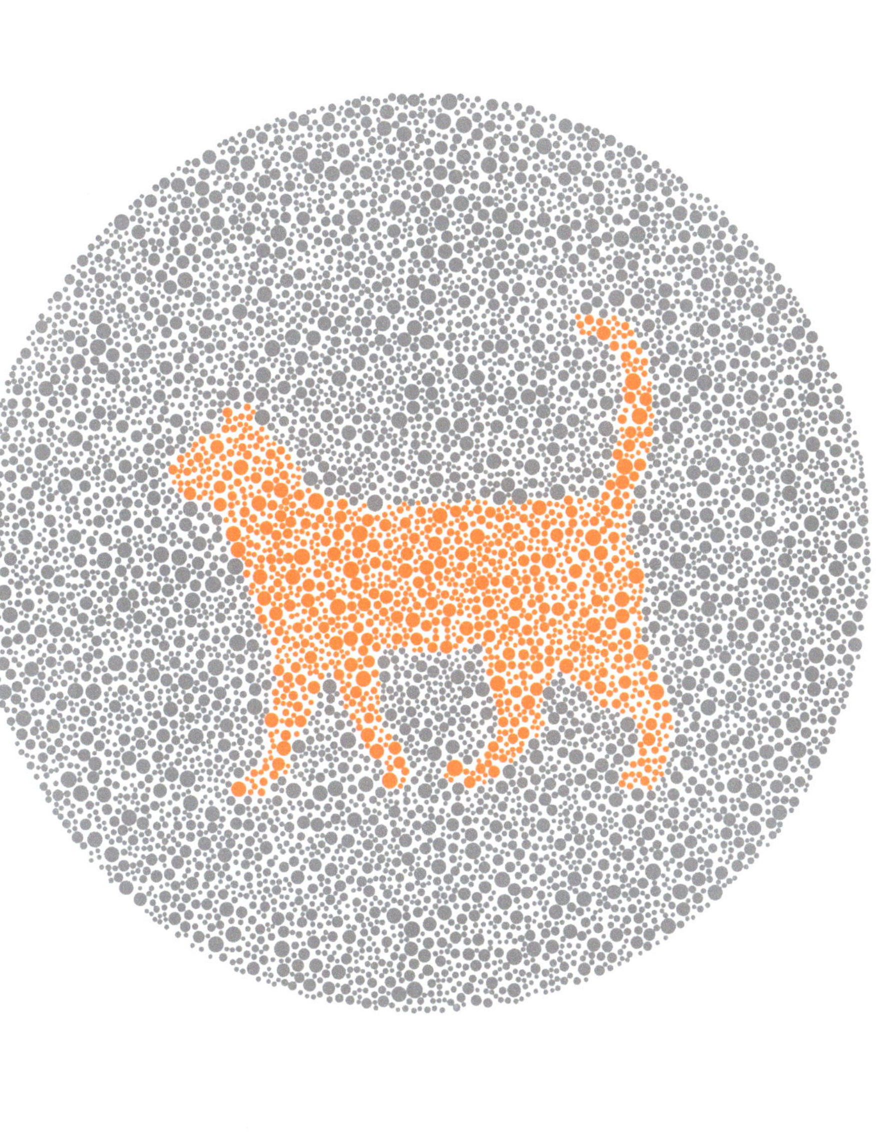

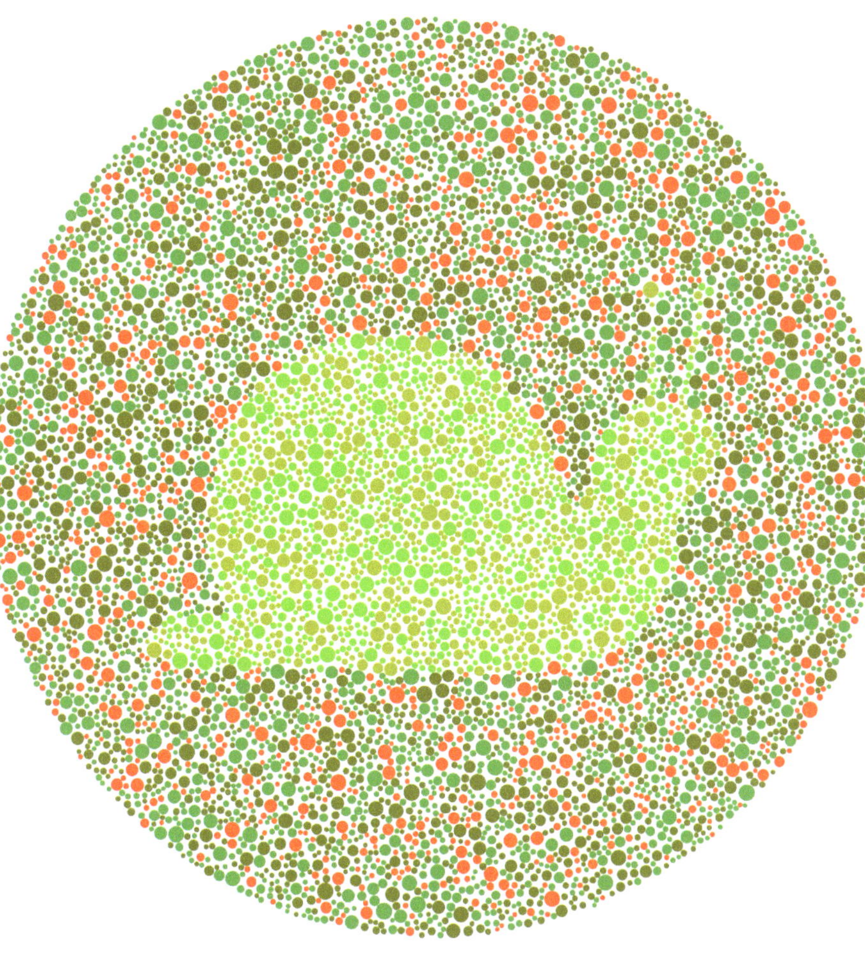

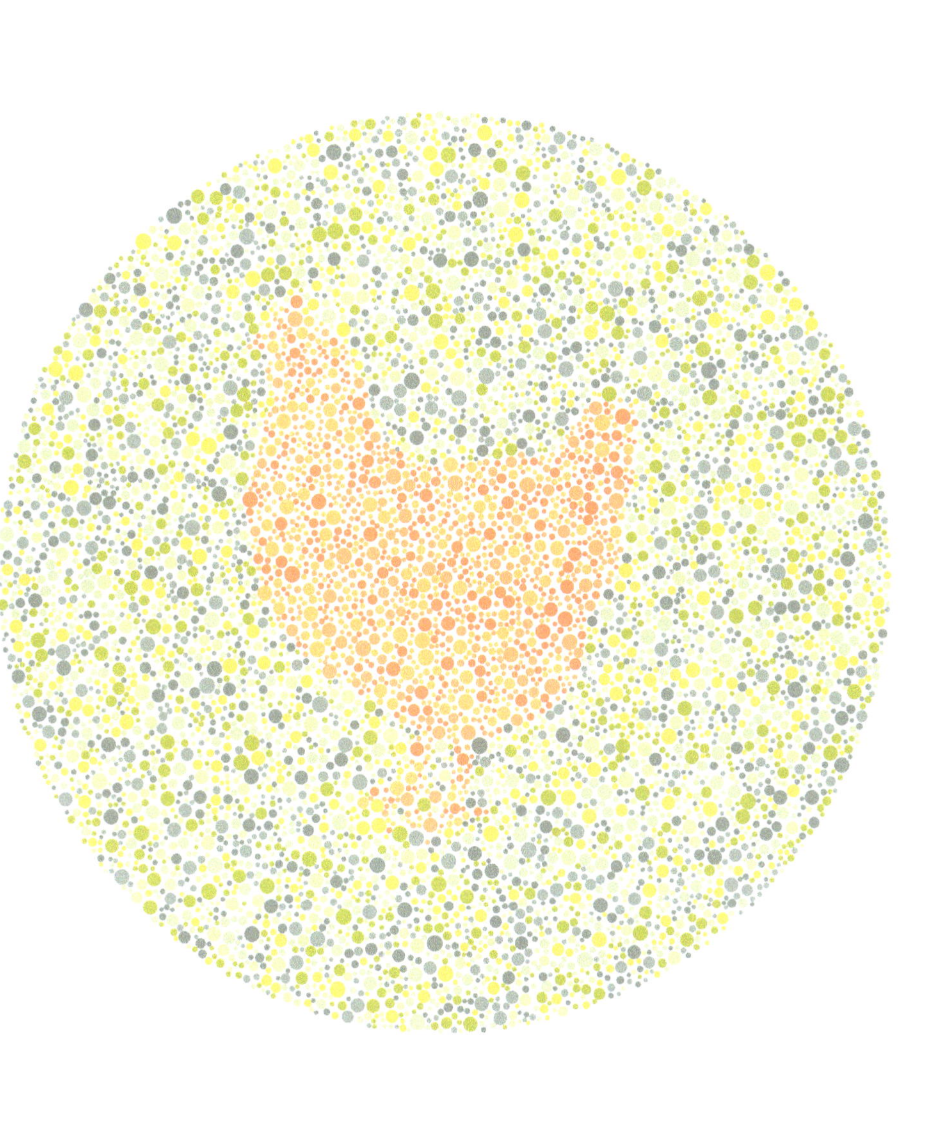